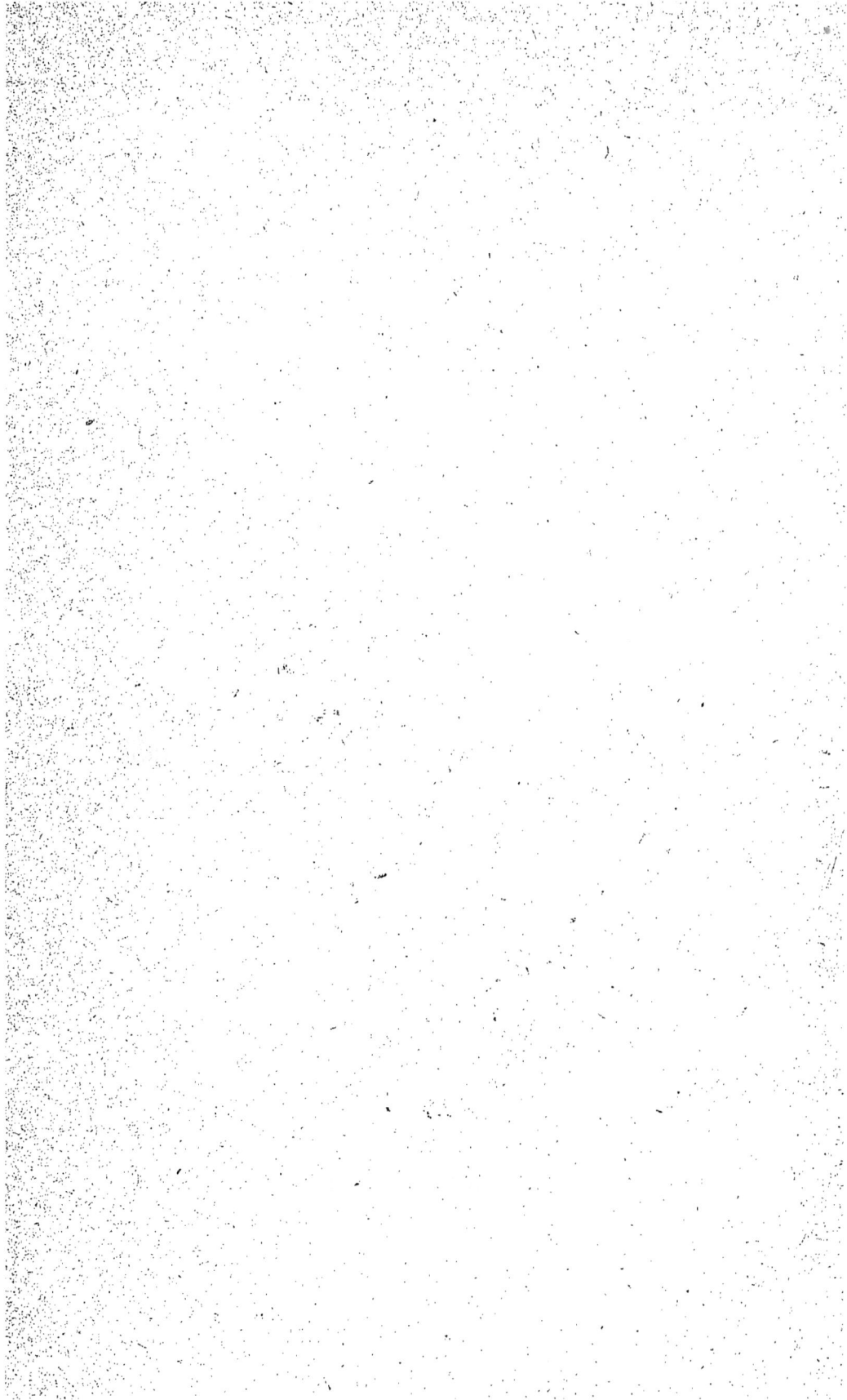

EXPOSÉ DE LA MÉDECINE NATURELLE

BASÉE SUR LA

FERMENTATION ANIMALE

DÉCOUVERTE

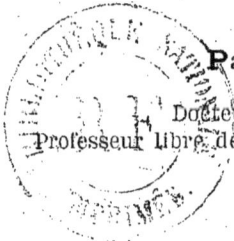

Par Ch. DÜRR

Docteur ès sciences naturelles,
Professeur libre de Chimie organique et de Physiologie.

CRITIQUE

DE LA TOXICOLOGIE EXPÉRIMENTALE, DE L'ANTISEPTIE, DE LA VACCINATION ET DE LA SÉROTHÉRAPIE,

PAR LA

FERMENTATION ALCOOLIQUE ARTIFICIELLE COMPARÉE

PHYSIOLOGIE DE TOUTES NOS MALADIES

PHYSICO-CHIMIQUES INFECTIEUSES OU AIGUES

« Le plus grand déréglement de l'esprit
» consiste à croire les choses parce qu'on
» veut qu'elles soient. »
PASTEUR D'APRÈS BOSSUET.

Prix : **1** franc.

Chez MARESCQ jeune

LIBRAIRE-ÉDITEUR, RUE SOUFFLOT, 25 ET 27, PARIS

1898

EXPOSÉ DE LA MÉDECINE NATURELLE

BASÉE SUR LA

FERMENTATION ANIMALE DÉCOUVERTE

OUVRAGES DU MÊME AUTEUR :

Origine de la Vie, 1893, brochure épuisée.

Définition rigoureusement scientifique de la Vie, basée sur la *fermentation constante et latente du blastème animal*, édition 1895 (Mécanisme animal). Chez Marescq jeune, libraire-éditeur, rue Soufflot, 25 et 27, Paris, **2 fr. 50** au lieu de **5 fr.**

La Banqueroute de la Science, brochure épuisée.

La Banqueroute de la Science et de la Médecine. Chez Marescq jeune, libraire-éditeur, **1** fr.

EXPOSÉ DE LA MÉDECINE NATURELLE

BASÉE SUR LA

FERMENTATION ANIMALE

DÉCOUVERTE

Par Ch. DÜRR

Docteur ès sciences naturelles,
Professeur libre de Chimie organique et de Physiologie.

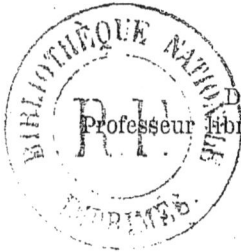

CRITIQUE

DE LA TOXICOLOGIE EXPÉRIMENTALE, DE L'ANTISEPTIE, DE LA VACCINATION ET DE LA SÉROTHÉRAPIE,

PAR LA

FERMENTATION ALCOOLIQUE ARTIFICIELLE COMPARÉE

PHYSIOLOGIE DE TOUTES NOS MALADIES
PHYSICO-CHIMIQUES INFECTIEUSES OU AIGUES

« Le plus grand déréglement de l'esprit
» consiste à croire les choses parce qu'on
» veut qu'elles soient. »
PASTEUR D'APRÈS BOSSUET.

Prix : **1** franc.

Chez **MARESCQ** jeune

LIBRAIRE-ÉDITEUR, RUE SOUFFLOT, 25 ET 27, PARIS

1898

DÉDICACE ET PRÉFACE

Cet opuscule est dédié à la mémoire posthume du docteur PIGEON, *ancien médecin des usines de Fourchambault (emporté à l'âge de quatre-vingt-deux ans par une hémiplégie), dont j'ai la consolation d'avoir soulagé les derniers mois de souffrance, dans la limite du possible, ainsi que je suis à même de le prouver par sa correspondance, que je conserve comme un souvenir de cet homme de bien.*

Le docteur PIGEON, *l'un des plus anciens membres de la Ligue antivaccinatoire, combattit jusqu'au dernier souffle les théories de Pasteur, que je me suis donné pour tâche de réduire à néant dans plusieurs opuscules et dans de nombreux mémoires, où je relève les erreurs singulières du père de l'antiseptie et de l'inventeur du vaccin rabique; critiques qui ont suscité dans le monde savant une polémique, en raison de laquelle la lumière ne tardera pas à se faire sur les conséquences désastreuses qui résultèrent des spéculations de Pasteur, depuis l'introduction de ses théories dans l'enseignement supérieur, et leur application en médecine et dans l'industrie, ainsi que les membres du corps médical, pour lesquels j'écris, pourront s'en rendre compte en parcourant cette étude.*

Le docteur PIGEON, *qui s'était fait remarquer par sa courageuse attitude, lors des premières épidémies du choléra, publia lui-même de nombreux opuscules contre Pasteur; malheureusement, ses connaissances en* BIOLOGIE *et en* MICROBIOLOGIE *étaient limitées, de sorte que ses critiques, étayées simplement sur des accidents pathologiques, ne* parvinrent pas à renverser les formules erronées de Pasteur.

Cependant les controverses du docteur Pigeon finirent par attirer l'attention de ce dernier, dont le pouvoir occulte s'étendait de partout, comme les tentacules d'une pieuvre, et cet honnête homme fut invité par les administrateurs des usines de Fourchambault, ses chefs, de se démettre ou d'avoir à cesser ses critiques ! Dans l'intérêt de sa famille, M. le docteur Pigeon — MORT PAUVRE — SE TUT !

C'est ainsi que Louis PASTEUR, le fils du tanneur d'Arbois, s'y prenait pour imposer silence à ses adversaires ! C'est ainsi que l'un des plus illustres naturalistes, dont la France a méconnu les beaux travaux, la DROITURE et le GÉNIE, — TRÉCUL — le seul membre de l'Institut qui ne fut jamais décoré, l'adversaire autorisé de Pasteur, mourut l'an passé à l'hôpital, alors que l'auteur de l'obscurantisme scientifique actuel, disparut de ce monde, dans la plénitude d'une gloire mal acquise, GRAND-OFFICIER DE LA LÉGION-D'HONNEUR et fut enterré AUX FRAIS DE L'ETAT ??!

C'est ainsi que le collaborateur de Littré, le docteur CH. ROBIN, membre de l'INSTITUT et de l'ACADÉMIE DE MÉDECINE, PROFESSEUR D'HISTOLOGIE A LA FACULTÉ DE PARIS, DIRECTEUR DU LABORATOIRE ZOOLOGIQUE, etc., dont je suis un fervent disciple, rentra dans la vie privée, au grand regret de ses amis, de ses admirateurs, lorsque PASTEUR usurpa si audacieusement le pouvoir despotique à l'Institut, autour duquel il établit le vide !

INTRODUCTION

Dans ma critique de la théorie de la Fermentation alcoolique à *vase clos,* — à l'abri de l'air, et de la théorie de la
fermentation putride, telles qu'elles sont enseignées en
Sorbonne (critique insérée dans les n⁰ˢ du 5, du 12, et du
19 septembre du journal *Le Médecin,* de Bruxelles (organe
de l'école médicale belge), j'ai fait ressortir l'absurdité de
ces deux théories, dont l'importance est si grande, au point
de vue des sciences naturelles. Car ces deux processus ne se
limitent pas uniquement à la chimie industrielle, mais ils
s'étendent à la création et à la destruction perpétuelle du
corps de tous les êtres vivants, dont l'ensemble constitue
les deux grandes divisions de la nature organique ; processus,
organisateur et destructeur, auxquels les ferments aériens,
que l'air charrie avec les poussières, prennent une part si
considérable !

L'étude d'un aussi vaste sujet mériterait sans doute des
développements plus étendus. Je limiterai donc mes observations au cadre restreint que j'ai choisi, celui de prouver,
que la vie est une fermentation parfaitement définissable,
aux yeux de celui qui étudie chimiquement les processus
complexes qui se passent à tout instant au sein de notre
économie, sous l'influence des multiples espèces de corps
simples organisés — dénommés GRANULATIONS MOLÉCU-
LAIRES — que le microscope nous montre actives en nous
et qui ne peuvent être que d'origine extérieure, par la raison
bien simple, que la matière organique ne possède pas la
faculté de se reproduire SPONTANÉMENT. Or cette unique
vérité que Pasteur ait formulée, il s'est empressé — *incons-
ciemment* — de la réfuter lui-même, dans son livre sur *Les
maladies de la bière* où les bévues, les contradictions four-
millent, ainsi que je me propose de le préciser au fur et à
mesure que je développerai les principes de la fermentation
ALCOOLIQUE, riche EN SUCRE NATIF, telle QU'ELLE SE PRODUIT.
et non telle qu'elle fut imaginée par ce spéculateur, qui,
sans être ni *chimiste,* ni *physiologiste,* ni *naturaliste,* ni

médecin, n'a pas moins entrepris de réformer la chimie organique, base des sciences naturelles, la médecine et même la brasserie ? ! (1).

Cependant, qu'est-ce que la *fermentation putride*, telle qu'elle est décrite à la page 334 des *Précis de chimie* de M. Troost de l'Institut, professeur à la Faculté des sciences de Paris, peut bien avoir de commun avec la destruction du corps des végétaux et des animaux abandonnés à la décomposition ultime, dont la plupart servent d'engrais, lorsque leurs molécules aqueuses, gazeuses et minérales se transforment en humus et sont enregistrées par les végétaux, qui les puisent dans le sol, au moyen de leurs racines spongieuses ? De sorte qu'il est possible d'affirmer : que tous les êtres vivants renaissent matériellement, après la diffusion de leur agrégat moléculaire, sous des formes nouvelles, jusqu'à ce qu'une nouvelle désagrégation survienne, laquelle est suivie d'une nouvelle GENÈSE, dont la fermentation VÉGÉTALE du cambium est la cause initiale unique! La fermentation alcoolique végétale, dont la montée de la sève saccharine de toutes les plantes et de tous les arbres est la preuve visible, ne peut donc être contestée!

Or ce mouvement ascensionnel qui se produit également en nous et que l'on remarque aussi sur les moûts des grains germés, ensemencés artificiellement de ferments alcooliques, se produit également aussi dans le cambium végétal, sous l'influence des cellules végétales libres, qui se reproduisent *visiblement* au microscope, par le déversement de leurs embryons au sein du liquide normal des CHARAS par exemple ; de même que nos propres liquides normaux, et notamment le liquide lymphatique, contiennent des quantités colossales de corps simples organisés, qui se reproduisent visiblement aussi de la même façon au sein de notre économie liquide, laquelle contient donc des ferments en excès, qui, venus de l'extérieur, deviennent actifs en nous.

Enfin, qu'est-ce que la *fermentation putride*, dont les petits animaux, VIBRIONS ou INFUSOIRES de Pasteur, seraient la cause initiale, quoique ces organismes soient soumis eux-mêmes à la phase ultime (en tant qu'animaux, bien entendu), peut bien avoir de commun avec la décomposition cadavérique, dont le processus initial commence — *toujours* — à se produire dans l'estomac, au moyen des sucs gastriques, passés à l'état caustique des acides minéraux dilués, qui attaquent la muqueuse stomacale et son contenu, d'où le pro-

_____

(1) Pasteur faisait partie de la classe de géologie à l'Institut.

cessus s'étend à l'intestin grêle, au côlon et à son contenu putride, se propage aux parties génitales, au foie, au cerveau, et ne cesse de se produire que lorsque les parties molles contenues dans les cavités splanchniques abdominales sont réduites ? Processus au cours duquel il se produit à l'intérieur du corps, dont l'extérieur est glacé, des gaz nauséabonds, de la vapeur d'eau et un degré de chaleur égal à 18 ou 20° centigrades, pendant la phase putride ascensionnelle.

Cette action est générale et se produit aussi chez les poissons (les *sélaciens surtout*), dont les parois de l'estomac s'altèrent dans toute leur épaisseur, ainsi que les parois de l'abdomen voisines, en QUARANTE-HUIT HEURES. Mais comme il se développe aussi, de dix à vingt-quatre heures après la mort d'un supplicié, des quantités colossales de *ferments*, *bacteries*, *leptothrix*, *vibrions*, etc., au sein du cadavre, inaccessible aux *infusoires* ou aux *vibrions* de MM. Troost et Pasteur, il est clair, que cette suprenante théorie fut créée de toutes pièces, dans le but visible d'enlever à Raspail et à Toussaint, le mérite de leur découverte du *microbe animal*, formulée d'après celle de l'*acarus follicularum,* qui sur le chien cause la maladie appelée le rouge, et qui détermine la GALE chez l'homme, après la découverte de ce *microbe* ou *microzoaire*.

Les métamorphoses que subissent nos principes immédiats, pendant la maladie et après la mort, restent donc soumises aux lois de la chimie générale, dont la fermentation alcoolique initiale est la phase organisatrice par excellence, et dont la fermentation putride cadavérique est la phase ultime, pour ce qui concerne tous les êtres vivants. Métamorphoses au cours desquelles nos sucs gastriques ensemencés de salive et de *leucocytes,* c'est-à-dire d'organismes simples, VIVANTS, prennent une part si active pendant la digestion stomacale intestinale, lorsque nos forces vitales ne nous ont pas encore abandonnées ; de même que ces sucs, HYPEROXYDÉS pendant la maladie ou de suite après la mort, deviennent la cause unique de notre destruction, ainsi que je l'ai rappelé plus haut.

Mais à part cela, qu'est-ce encore que la théorie susdite peut avoir d'analogue avec la décomposition ultime des matières stercorales, déjà soumises à la fermentation putride plus ou moins nauséabonde qui existe aussi visiblement au sein de l'appareil excréteur — *très organisé* — des hommes et des animaux supérieurs, quand ces matières, lorsqu'elles sont accumulées dans nos fosses d'aisances, FERMENTENT ?

Serait-ce donc que les petits animaux en question auraient

non seulement la faculté de déterminer cette fermentation alcoolique à l'abri de l'air éminemment *putride, pauvre en sucre*, spéciale à la GANDOUSE plus ou moins virulente, mais encore celle de développer la chaleur, les vapeurs d'eau (ou miasmes) saturées de carbone, d'hydrogène et finalement de gaz ammoniac Az H^3, lesquelles vapeurs ont de tout temps passé pour très nuisibles, avant que l'auteur des BALIVERNES enseignées en Sorbonne ait découvert la cause JADIS IGNORÉE DE LA FERMENTATION PUTRIDE??! (d'après M. Troost, de l'Institut, professeur de chimie à la Faculté des sciences de Paris!) De là cette ignorance colossale de phénomènes naturels qui crèvent cependant les yeux.

Paris, 15 septembre 1897.

CRITIQUE

DE LA TOXICOLOGIE EXPÉRIMENTALE, DE L'ANTISEPTIE, DE LA VACCINATION ET DE LA SÉROTHÉRAPIE,

PAR LA

FERMENTATION ALCOOLIQUE ARTIFICIELLE COMPARÉE

PHYSIOLOGIE DE TOUTES NOS MALADIES
PHYSICO-CHIMIQUES INFECTIEUSES OU AIGUES

Précis de chimie organique et anatomique comparées.

La vie est donc une fermentation nettement définissable, dès l'instant que l'albumine végétale, le gluten et l'amidon constituent la trame des tissus des herbivores, partant, des omnivores et des carnassiers, ainsi que je l'explique dans mon opuscule intitulé : *La Banqueroute de la Science et de la Médecine* (1), au cours de la *fermentation panaire,* dont les cellules alcooliques ou levures sont les agents uniques.

Enfin, comme nous savons aussi que les moûts des grains soumis à la germination et à la dessiccation ne fermenteraient pas sans un ensemencement préalable de cellules alcooliques, dont l'origine purement aérienne est incontestable, il est logique d'admettre : que les mêmes organismes, dont la nature ensemence l'air en quantité prodigieuse, entretiennent aussi la fermentation alcoolique du cambium des végétaux et celle de nos blastêmes, au fur et à mesure que ces corps simples pénètrent en nous d'une façon invi-

---

(1) Chez Marescq jeune, libraire-éditeur, rue Soufflot, 25, 27, Paris.

sible, y pullulent et deviennent ainsi l'origine de nos granulations moléculaires.

Lesdits organismes, que les bactériologistes cherchent à détruire par l'antiseptie, loin d'être nuisibles, nous sont donc absolument nécessaires, parce qu'ils agissent tantôt comme ferments alcooliques ou levure et tantôt comme ferments acétiques ou acides faibles, selon le milieu où ils s'introduisent, ainsi que je l'explique aussi dans ma théorie de la fermentation animale, sommairement indiquée dans les articles précités du journal *Le Médecin*, de Bruxelles.

On trouve en effet des levures : 1º dans l'estomac et le tube digestif des dyspepsiques ; 2º dans tous les liquides sucrés — non ensemencés de levure ; 3º dans les viandes ayant subi un commencement d'altération ; 4º à la surface des confitures de fruits et autres produits alimentaires contenant du sucre en excès ; 5º dans les moûts de bière, par contre, les ferments aériens, sans distinction d'espèces, lorsqu'ils y pénètrent, passent — *en présence du sucre* — à l'état de cellules levuriennes, ovales ou sphériques, sans qu'il soit possible de les distinguer ensuite des cellules alcooliques cultivées, composant les levains d'ensemencement, quitte à les voir revenir en partie à l'état de *filaments mycéliens* lorsque les bières deviennent aigres, après l'épuisement total ou partiel du sucre contenu dans ces liquides. Phénomène qui se produit aussi pendant la maladie des hommes et des animaux supérieurs au sein de leurs blastèmes suroxydés.

Les levures proprement dites sont donc issues des cellules végétales qui se rencontrent dans les poussières — probablement de celles de l'espèce des algues microscopiques, dont les pellicules prospèrent à la surface des eaux douces stagnantes, limpides, — dénommées *desmidiacées* ou *desmidiées* — dont plusieurs espèces sont douées du mouvement de *cyclose* qui caractérise aussi le *protoplasma giratoire* des cellules levuriennes ! Ces algues microscopiques sont du reste unicellulaires — *bilobées* — et se multiplient par scission ; de là leur faculté de se reproduire par bourgeonnement au sein des moûts de bière et dans l'économie animale par formation de un à deux noyaux qui contiennent déjà des embryons (1).

Les *desmidiées* (comme les *diatomées*) se rencontrent dans toutes les parties du monde et sont insensibles à l'action du froid. Parmi ces algues ou corps reproducteurs par excellence, dont on connaît 300 espèces, on remarque surtout les *oscillaires*, les *sulfuraires*, les *spirulines*, dont les spores diversement colorées sont vertes, jaunes, etc., à contenu mobile dans leur intérieur. (Ch. Robin.) Or, puisque ces organismes simples avancent et reculent alternativement, comme si ces mouvements étaient volontaires, il est certain que ces mêmes mouvements n'impliquent pas un signe d'animalité, mais prouvent au contraire que le mouvement, c'est-à-dire la vie, est inhérente à la nature végétale, laquelle s'est manifestée sur le globe avant l'apparition des animaux grands et petits, ainsi que les géologues nous l'enseignent. Il est donc ridicule d'affirmer que les organismes *vivants* aériens peuvent être l'origine de nos maladies !

Il est donc incompréhensible aussi que Pasteur (à la page 46 de son livre sur *Les maladies de la bière*), après avoir constaté, ou cru constater, la nocuité de ces corps simples, sans distinction d'espèces, affirme que le corps *des hommes et des animaux en bonne santé serait fermé à l'introduction de ces mêmes corps* ou ferments aériens, sans se rappeler que d'un autre côté il avait démontré que les *ferments* ne naissent pas spontanément dans les moûts. Cependant, cette vérité n'avait aucune raison d'être démontrée, dès l'instant qu'elle est journellement prouvée dans l'industrie, au moyen de l'ensemencement des moûts, en brasserie, et en distillerie, par les levures alcooliques cultivées, dont le liquide semi-fluide, — substance isomère de l'alcool — dénommé *protoplasma*, manifeste précisément ce mouvement GIRATOIRE - ÉLECTRO - MAGNÉTIQUE INITIAL remarqué aussi sur les *desmidiacées* — mouvement dont l'origine est à rechercher dans l'action qu'exercent perpétuellement les radiations solaires sur les eaux terrestres et

(1) Reproduction des leucocytes salivaires.

notamment sur la surface de la MER. Là pullulent en effet des milliards et des milliards de SPORANGES et de SPORES d'espèces diverses, d'algues microscopiques et notamment des DIATOMÉES, autres corps reproducteurs qui sont également doués d'un mouvement rectiligne très remarquable, ainsi qu'on peut l'observer au microscope sur les différentes espèces de diatomées, QU'ON TROUVE TRÈS SOUVENT DANS LES PRÉPARATIONS MICROSCOPIQUES FAITES POUR OBSERVER DES OBJETS D'UNE TOUTE AUTRE NATURE, qu'on voit alors, sous le champ du microscope, s'avancer par des élans spontanés, interrompus par des instants d'inaction et souvent par un repos prolongé. (Ch. Robin.)

Ces mouvements, comparables à des décharges électriques, se conçoivent en ce sens, que la surface de la mer, où ces ferments alcalins azotés prennent naissance, est elle-même électro-magnétisée par les radiations solaires, surtout dans les régions sus et sous équatoriales ou je place le pôle positif, correspondant aux deux pôles négatifs. NÉANT DE LA VIE ORGANIQUE ! De là cette phosphorescence de la *mer* ou *mère*, élément que l'on peut donc considérer comme étant la *matrice universelle de la vie organique.* Cette théorie ne peut s'expliquer, du reste, qu'au moyen de l'action qu'exercent les spores microscopiques aériennes sur le sucre natif contenu dans les plantes servant à la nutrition des herbivores, représenté par le sucre de canne et de betteraves cristallisable, non raffiné, non privé de la substance minérale, sans la présence de laquelle aucune multiplication considérable de ferments alcooliques n'est possible, dans un liquide simplement sucré.

On peut donc affirmer : que les cellules alcooliques agissent comme DE VRAIES PILES GALVANIQUES MICROSCOPIQUES EN PRÉSENCE DU SUCRE CRISTALLISABLE, $C^{12} H^{10} O^{10} 2 HO$, lequel réduit en moût, à un faible degré saccharin, égal à 12° au saccharimètre par exemple, reste indifférent, lorsqu'on le maintient en contact avec de l'air purifié, alors qu'en présence du FERMENT, LEDIT SUCRE est interverti en alcool avec un dégagement de chaleur, de gaz carbonique et de vapeur d'eau, phénomène commun aux hommes, aux

ANIMAUX et aux végétaux. L'alcool deshydrogéné $C^4 H^4$ 2 HO est donc un *bihydrate de carbure d'hydrogène*, qui cesse de se produire ; 1° dans l'air pur ; 2° après l'épuisement du sucre ; 3° lorsque la température du liquide descend à 0° ; 4° en l'absence du ferment et de l'air respirable ; 5° en présence du gaz carbonique.

Or, comme les nombreux acides organiques qui se forment en nous, ne peuvent être que le produit de l'alcool faible, issu lui-même du sucre natif oxydé ou substance glycogène que Claude Bernard isola du foie et que la nutrition purement végétale fournit constamment à l'économie des herbivores, des granivores et des omnivores, il est incontestable, et je défie quel savant que ce soit de prouver le contraire, que la vie est une fermentation nettement définissable !

Enfin, comme nous savons, en distillerie et en brasserie, bien longtemps avant que Pasteur ait songé à démontrer que les ferments ne naissent pas spontanément dans les moûts, puisque, je le répète, l'on est forcé d'ensemencer ces liquides si l'on veut obtenir ou susciter le processus alcoolique, j'ai déduit de ce fait : que l'air atmosphérique ensemencé de corps générateurs et reproducteurs par excellence, lorsqu'ils s'introduisent dans un milieu favorable, remplit à l'égard de l'ensemencement universel des liquides normaux de tous les êtres doués de vie, capables de respirer, le même rôle que la levure de semence remplit à l'égard des moûts destinés à produire de la bière ou de l'alcool faible.

D'autre part, lorsque les spores phanérogames et cryptogames aériennes se posent sur la périphérie de l'enveloppe corticale des grains d'orge hydratés, en état de germination artificielle, dans un germoir, ils déterminent aussi la respiration de ces corps vivants, d'où résulte non seulement la saccharification dudit GERME *embryonnaire*, dont les ferments aériens, passés à l'état de moisissures, sont les *proembryons*, mais encore la formation de la *diastase*, dont un gramme possède la faculté de saccharifier 2 kilos d'amidon ou de fécule.

De plus, les mêmes ferments aériens, rabattus sur le sol

par les eaux de pluie qui les contiennent, en s'attachant aux extrémités spongieuses des racines des végétaux à l'état de moisissures, déterminent la respiration intraterrestre desdits végétaux et, sous le nom de PECTASE, leur fournissent la PECTINE — que je me permets de comparer au liquide salivaire des hommes et des animaux supérieurs, dont le rôle est aussi considérable au point de vue de la nutrition animale, que la *pectine* l'est au point de vue de la nutrition des végétaux, fermentation ou respiration dont le processus initial se passe dans le sol.

De sorte que l'on peut affirmer : que les végétaux vivent la tête en bas et les pieds en l'air ! Coupez les pieds de l'arbre il continuera à vivre, coupez les racines ou poumons rudimentaires des végétaux et l'arbre périra. (Par pieds, j'entends donc les branches et les feuilles.)

Quant à la *diastase* salivaire, ce ferment existe à l'état de corps organisés vivants, dans le mucus buccal, dénommés *leucocytes*, que l'on peut voir au microscope, gonfler, montrer un ou deux noyaux contenant déjà de fins granules doués du mouvement *brownien*, au sein du liquide salivaire légèrement visqueux, à base de chlorhydrate d'ammoniaque et de chlorure de sodium, lequel servait jadis à certains peuples du Nord à convertir la sève de l'érable en boisson spiritueuse.

Il en est de même pour le CACHIRI, boisson fermentée que les femmes des *Guaranis* du Paraguay obtenaient en mâchant des racines de manioc, qu'elles recrachaient ensuite dans de grands vases où ce liquide singulier se saccharifiait et fermentait.

Les pères Jésuites colonisateurs, essayèrent bien d'obtenir une boisson alcoolique en employant des moyens moins primitifs, mais ce fut en vain, les racines ne se saccharifiaient et ne fermentaient pas !

Le processus salivaire buccal, que l'on observe du reste à l'œil nu sur un coagulum salivaire, au milieu duquel se forment constamment des bulles gazeuses, est donc le processus initial, vital, par excellence ! Car les coagulums salivaires que nous avalons à tout instant, d'une façon incon-

sciente (en quelque sorte), en se combinant avec les sucs
gastriques que le liquide lymphatique ensemencé lui-même
de *leucocytes* fournit constamment à notre organe digestif,
remplissent le rôle d'oxydes basiques à l'égard des sucs gastriques et des leucocytes acides, d'où résulte la neutralisation
partielle des deux principes et la production de sels, avec
un développement de chaleur de gaz carbonique et de vapeur
d'eau.

A JEUN, ce processus est l'origine de l'appétit ! Car cette
action, constante et latente, se propage de l'estomac à l'intestin grêle, à mesure que les mucosités pyloriques suintent
au travers du pyloro et se trouvent en présence du ferment
alcalin biliaire à réaction alcaline et des sucs pancréatiques
mixtes, d'où résulte alors un nouveau processus, dans tout
le réseau du tube digestif, à la suite de l'action prépondé-
rante que les embryons des LEUCOCYTES salivaires, ou FER-
MENTS organisés, exercent sur les ferments azotés du liquide
biliaire, que l'on voit au microscope nager dans ce liquide,
en corps isolés ou accolés, au sein des mucosités glaireuses
contenant elles-mêmes des corps granuleux. C'est-à-dire
des *ferments* animalisés, azotés !

Cependant, quand ce processus se prolonge et continue à
se produire A VIDE, la muqueuse intestinale, constamment
sollicitée, s'irrite à mesure qu'il se forme des acides alcalins
neutres au moyen des minéraux BASIQUES (le sel de la
nutrition dissous dans le liquide salivaire étant l'origine de
la soude constituant la bile), d'où résulte alors la faim, à
mesure que les oxydes ou sels biliaires passent à l'état.caus-
tique.

Par contre, les mêmes agents déterminent la digestion ou
fermentation stomacale, pendant laquelle les LEUCOCYTES
SALIVAIRES OU DIASTASE saccharifient les substances végétales amylacées, triturées, insalivées, d'où résulte le chyme
et finalement le chyle, dont une partie est transportée dans
le foie au moyen des racines de la veine porte, alors que la
deuxième partie, sélectionnée ou séparée de la première par
les leucocytes dans les trois principales divisions de l'intestin grêle, passent dans le réseau mésentérique lacté, à la

suite de l'absorption qu'exercent les villosités de l'intestin grêle (comparables aux extrémités spongieuses des racines végétales), sur cette portion des sucs chylifères à réaction acide lactique $C^6 H^5 O^5$ HO. Cette substance isomère du sucre végétal ou glucose, qui égale chimiquement un équivalent d'alcool, et dont deux équivalents se transforment en un équivalent d'acide butirique par une perte d'acide carbonique et d'hydrogène, est donc la base des corps gras qui constituent nos tissus adipeux ; évolutions qui se produisent sans dégagement de gaz carbonique au sein de notre réseau lacté.

Eh bien! qu'on s'imagine les perturbations qui se produisent dans notre économie, lorsque des antiseptiques, comme l'ACIDE SALICYLIQUE, ce terrible antiferment, qui tue instantanément la levure, pénètrent dans ce milieu, au sein duquel les *leucocytes salivaires* subissent une nombreuse série de cultures et déterminent la sélection des sucs chylifères, dont une partie, je le répète, est transportée dans le foie et dont l'autre passe dans le réseau lacté mésentérique, ainsi que je viens de l'examiner.

De là, uniquement de là, l'empoisonnement des sociétés modernes! De là, la TUBERCULOSE qui va constamment en croissant, que nulle mesure hygiénique ne peut entraver dans sa marche de jour en jour plus envahissante, et qui enlève chaque année 160,000 personnes à notre malheureuse population, de l'aveu même des praticiens bactériologistes (voir le *Journal officiel* du 20 mars 1896), qui poursuivent vainement leurs recherches insensées.

Mais ce qui stupéfie! c'est qu'en dépit de cette situation désastreuse, ces inconscients n'en prétendent pas moins que la thérapeutique évolue de plus en plus vers une direction scientifique naturelle, d'où il résulterait, selon les appréciations des mêmes médecins, qu'on n'ordonne plus les médicaments au *hasard de l'empirisme??!* Cependant l'ignorance et l'empirisme sont au comble, ainsi que j'entreprends de le démontrer, en attaquant le taureau par les cornes, le désarroi scientifique et le charlatanisme médical actuel.

Et la preuve de ce fait, c'est que depuis deux années que le rapport de la commission de prévoyance et d'assurance sociales fut déposé à la Chambre, dans le but de faire allouer par les députés un subside de 250,000 fr., ayant pour objet de faciliter les recherches soi-disant scientifiques, vainement poursuivies depuis plus d'un quart de siècle sans aucun résultat, on n'a obtenu que de silencieuses déconvenues, tant à l'Institut Pasteur qu'à Garches et dans tous nos laboratoires. Voici, en effet, ce qu'on a pu lire dans le *Figaro*, la feuille prussophile à tout faire, du 23 novembre dernier :

« L'Assistance publique, dit ce journal, fait évacuer » actuellement une partie des salles de l'hôpital LAENNEC et » en dirige les malades sur BRÉVANNES, près Paris.

» Ces malades sont des phtisiques et des cardiaques » REPOUSSÉS DES HÔPITAUX (*sic*) qui ne trouvaient place » qu'à LAENNÉC. L'ancien château de Brévannes a été » acquis en 1883 par l'Assistance publique, qui y créa un » pavillon de 100 chambres destinées à recueillir les époux » en ménage.

» En ce moment, on finit d'élever dans le magnifique » parc, d'une contenance de trente hectares, de nouvelles » constructions qui seront inaugurées prochainement.

» Ces bâtiments ne représentent encore que le quart de » l'établissement hospitalier de Brévannes, dont les seize » pavillons seront bâtis au fur et à mesure des ressources » et devront contenir au moins TROIS MILLE DEUX CENTS » INCURABLES ! »

De la fermentation animale naturelle et de la fermentation alcoolique initiale artificielle comparées.

En abordant cette étude comparative et en la menant à bien, je n'aurai pas de peine à démontrer quelles puissantes

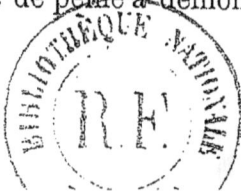

***

ressources la — *médecine* — peut trouver dans les rapports qui existent entre la fermentation alcoolique des moûts EXACTEMENT DÉFINIE et la *fermentation alcoolique animale* du sang, chargée de produire l'alcool faible, origine de la fermentation acétique et acide faible, qui caractérise plus particulièrement le liquide lymphatique, lequel est chargé de fournir à notre économie tous les principes organiques — *acides* — nécessaires à la reconstitution de nos composés oxygénés ou tissus, au moyen de l'alcool faible distillé dans l'économie et aussitôt absorbé par le liquide lymphatique.

Je ferai donc remarquer encore une fois, qu'en assimilant à nos maladies la dégénérescence acide *lactique et butirique*, constituant les maladies de la bière et de toutes les boissons fermentées alcooliques alimentaires, Pasteur fit preuve d'une étourderie impardonnable, incompréhensible, de la part d'un homme qui s'intitule — SAVANT. Car ce sont précisément ces phases : acétique, acide lactique et butirique, en raison desquelles les principes amylacées, albuminoïdes, mucilagineux, azotés, glutineux, s'animalisent dans les appareils digestifs des herbivores, ainsi que cela se conçoit du reste, dès l'instant que, sans la présence des acides gastriques dans l'estomac de ces animaux, les mucus visqueux, mucilagineux ou phlegmes qui s'y développent constamment, ne sauraient se produire, comme nous l'avons vu plus haut avec le lecteur.

La phase visqueuse, nuisible aux bières, est donc de la plus grande utilité à l'homme et aux animaux supérieurs, et j'ajoute de la plus haute importance au point de vue pathologique.

Car ces phlegmes ou mucosités lubrifiantes, visqueuses, déterminent non seulement la progression du chyme et du chyle, mais garantissent encore l'épithélium des muqueuses contre l'action corrosive que nos sucs gastriques et intestinaux peuvent acquérir pendant les diverses cultures stomacales intestinales que j'ai sommairement décrites, en même temps que ces phlegmes issus de la mucosine sont chargés d'entraîner les sels minéraux, utilisés, au travers de nos différents organes excréteurs, pour éviter la sursaturation interne et épidermique externe qui résulterait de l'encombrement de notre réseau sanguin, de corps insolubles, capables de vicier le sang, auquel le liquide lymphatique, dont le réseau est constamment superposé au système circulatoire sanguin, charrie constamment les matériaux nécessaires à la reconstitution du caillot sanguin fibrineux, dont ledit liquide lymphatique constitue le PLASMA plus ou moins fluide.

La circulation sous-cutanée du liquide lymphatique dont, je le répète, le système est constamment superposé au système capillaire vasculaire sanguin, remplit par conséquent, au point de vue chimique, le rôle important qu'on s'est plû jusqu'à ce jour à attribuer exclusivement au liquide bilio-sanguin, auquel la lymphe hydratée fournit cependant, je le répète, le *sérum oxygéné*, c'est-à-dire la partie fluide aqueuse qui sert de véhicule au caillot.

Il est par conséquent de la plus haute importance que la circulation constante et latente de ce liquide albuminoïde vital ne soit pas entravée à la périphérie de l'organisme par un arrêt plus ou moins prolongé, lequel se produit également chez les moûts en état de fermentation, sous l'influence du froid, qui est ARTRINGENT, c'est-à-dire qui resserre nos méats épidermiques (1). Cette action s'oppose par conséquent à l'échange de carbone et de vapeur d'eau, contre de l'air respirable ensemencé, interruption d'où résulte à la longue une modification chimique de ce liquide, lequel se suroxyde ou se peroxyde, pendant l'arrêt de la circulation lymphatique périphérique.

Il en est de même lorsque l'épiderme de certains individus se bouche en partie, au moyen d'un enduit adipeux naturel composé de sels expulsés avec la sueur, mélangés à des particules composant les poussières, notamment DES SPORES trop volumineuses pour être absorbées, etc., enduit qu'il est pourtant de la plus haute importance de ne pas

---

(1) Le moût de bière ne fermente plus lorsqu'il est ramené à + 3° centigrades, parce que les molécules aqueuses se contractent à partir de 4° centigrades au-dessus de 0.

laisser accumuler, parce que les méats épidermiques, obstrués en partie, empêchent le liquide lymphatique des individus, qui ne se lavent le corps que rarement, de s'oxygéner suffisamment.

La pluralité des *fièvres, éruptives ou non*, ne se produit donc aussi qu'à la suite d'une obstruction partielle des fonctions naturelles et de celles de l'épiderme périphérique, résultant de cette accumulation, dont les particules forment ces pellicules que l'on voit surnager à la surface de l'eau d'un bain ayant servi à un individu qui se baigne rarement ! Un bain *chaud* réglé à 35° centigrades et finalement à 37° débarrasse le corps de cet enduit crasseux, mieux que l'eau froide. Est il besoin de rappeler ici, à l'appui de cette théorie si simple, qu'un cheval ou tout autre quadrupède dont le corps est enduit d'une couche de goudron, meurt asphyxié en vingt ou vingt-cinq minutes, en dépit de la respiration pulmonaire PERSISTANTE ?

Il ne peut donc être discuté, que l'échange d'oxygène contre du carbone, ne soit une des conditions essentielles de la vie, dès l'instant que les seules combinaisons naturelles de ces deux principes immédiats, que l'on trouve dans le corps de tous les êtres vivants avec le plus de stabilité, sont : 1° l'acide carbonique CO^2 représentant, sur 275 parties, 75 de carbone et 200 parties d'oxygène ; 2° l'acide oxalique $C^2 O^3$ HO représentant sur 562 parties en poids, 150 de carbone, 300 d'oxygène et 112 d'eau (1).

La *découverte* des rapports intimes qui existent entre la fermentation alcoolique des moûts de grains germés artificiellement, obtenue au moyen d'un ensemencement préalable et la fermentation alcoolique animale, naturellement ensemencée au moyen des poussières atmosphériques, renverse donc la théorie industrielle de la fermentation alcoolique des moûts à vase clos, c'est à-dire absolument à l'abri de l'air de Pasteur, et ceci avec d'autant plus de raison, que, soit les brasseurs, soit les distillateurs, soit les viticulteurs, que cette théorie qui figure à la page 296 du *Précis*

_____

(1) Basset.

de chimie de M. Troost A TROMPÉS, constatèrent après des pertes qui se chiffrent par millions, que lorsqu'un liquide fermentescible n'est pas suffisamment oxygéné à l'air libre, il passe rapidement à la phase putride.

C'est ainsi que le liquide lymphatique, constituant l'atmosphère fluide dans laquelle baignent nos tissus, fournit encore au liquide sanguin de perfectionnement, lorsque le torrent lymphatique se réunit au torrent bilio-sanguin, dont il constitue la partie fluide : DE L'OXYGÈNE DISSOUS, DE L'EAU, DES LEUCOCYTES que l'on rencontre aussi dans le plasma sanguin des hommes dans la proportion de 1 globule blanc par 300 hématites ou globules sanguins. De même que la lymphe fournit aussi la substance albuminoïde constituant la base des globules sanguins, c'est-à-dire la globuline imprégnée d'hémoglobine, matière colorante, dont la couleur rosée doit en partie sa nuance au FER ÉLECTRO-MAGNÉTIQUE impalpable, le seul assimilable qui se rencontre dans les poussières atmosphériques et qui pénètre au travers de nos méats épidermiques avec l'air que nous nous assimilons à chaque aspiration, avec les différents autres corps microscopiques que l'air contient également ; matériaux organisateurs que le liquide lymphatique charrie et actionne chimiquement, jusqu'à ce qu'il se réunisse au plasma bilio-sanguin.

C'est ainsi que le même liquide, dont l'eau douce de la nutrition liquide, constitue la portion la plus considérable en volume et en poids, comme elle constitue la partie fluide la plus importante des moûts, fournit encore au sang proprement dit la petite quantité de substance grasse phosphorée, que la globuline contient, avec de la cholestérine et du phosphate de potasse, phénomène qui permet de constater encore une fois : que l'eau douce est le médium universel agissant tantôt comme oxyde faible au moyen de 1 volume d'oxygène qu'elle contient et tantôt comme base au moyen des quatre cinquièmes en volume d'hydrogène, entrant dans sa composition chimique et dans celle de nos tissus ou composés oxygènes et finalement hydro-carbonés. C'est ainsi que le liquide céphalo-rachidien qui en dérive, alimente perpétuellement les cinq couches cellulaires organisées D'ACIDE CÉRÉBRIQUE, D'ACIDE OLÉOPHOSPHORIQUE, de la quantité faible de MARGARINE, de STÉARINE, D'OLÉINE, que l'on rencontre dans la substance amorphe qui sépare les cinq couches cellulaires organisées, et divise en groupes ou colonnes étendues de la surface méningienne à la substance blanchâtre, formée de tubes ou fibres, que sépare également un peu de la même substance amorphe, d'origine purement végétale chez les herbivores. Il en est de même pour la chondrine $C^{32} H^{26} O^{14} Az^4$ dont nos cartilages sont imprégnés, laquelle donne au périoste la faculté de reconstituer de toute pièce un os détruit par la maladie ou par une opération, au moyen des particules de *chaux*, de *phosphate*, de *silice*, de *fer* qui, avec la *potasse*, la *magnésie*, etc., que la lymphe charrie, entrent dans la composition de nos tissus *osseux*, *cornés*, *cartilagineux*, *médullaires*, etc., etc.

―――――

De l'influence que les toxiques alcaloïdes ou acides exercent, soit sur la fermentation alcoolique artificielle, soit sur la fermentation alcoolique naturelle de nos blastèmes.

Nous allons examiner maintenant, avec le lecteur, quelles sont les substances employées actuellement en médecine, nuisibles aux ferments alcooliques, qui déterminent aussi des troubles fonctionnels dans l'économie animale, dont quelques-unes, comme les eaux minérales, hydrosulfurées, hydrosulfatées, contenant de la rouille, c'est-à-dire de l'oxyde de fer dissous par l'acide carbonique, etc, amènent la dégénérescence de notre substance glycogène qui se transforme en *mannite* $C^6 H^5 O^4 H O$, c'est-à-dire en sucre incapable de s'intervertir en alcool, sous l'influence des sels minéraux neutres contenus en quantité variable dans ces eaux, lesquelles, quoi qu'on en pense, doivent être considérées comme de l'eau non potable, surtout celles dont les sédiments contiennent une quantité de substances minérales supérieure à 0gr 6 par litre, constituant l'eau crue (1).

L'eau des puits de Paris est dite SÉLÉNITEUSE, parce qu'elle contient du sulfate de chaux en excès et devient par cela même un obstacle à la digestion, qui est UNE FERMENTATION!

Il en est de même, je le répète, pour les eaux minérales, gazeuses ou non, qu'il est impossible d'employer en brasserie et en distillerie, parce que ces eaux s'opposent à la marche rationnelle de la fermentation.

L'abus de ces eaux détermine donc le DIABÈTE chez l'homme, d'où peut résulter l'albuminurie ou dégénérescence visqueuse des substances azotées de la nutrition, que la partie glycogène hépatique, intervertie en MANNITE et éliminée de l'économie, ne parvient plus à rendre assimilables.

C'est ainsi que les acides, chlorhydrique, sulfurique, phosphorique, azotique, qui se développent en nous au moyen des principes minéraux solubles, entrant dans la composition de nos tissus, activent la circulation, absolument comme les mêmes acides *faibles* activent le mouvement ascensionnel des ferments alcooliques, alors que les mêmes acides, introduits en excès dans les moûts ensemencés (à plus de 2 0/0 de la levure par exemple), attaquent la triple enveloppe des cellules levuriennes, d'où résulte l'épanchement de leur contenu.

Or, il en est de même pour nos LEUCOCYTES, que la virulence du sang, localisé en un point de nos vaisseaux capillaires sanguins à triple enveloppe, transforme en PUS.

Le CAFÉ TORRÉFIÉ active le mouvement globulaire d'un liquide fermentescible ensemencé, de même que le café noir, — *chargé* — active la circulation et empêche le sommeil de se produire.

Le TABAC détermine le mouvement désordonné des globules pendant la fermentation artificielle. Or la *nicotine*, qui

---

(1) Les eaux minérales gazeuses ou non, nuisibles à la digestion des hommes en bon état de santé ; le sont encore davantage aux malades, dont l'estomac est déjà fatigué par des médicaments toxiques ou antiseptiques.

passe pour activer les mouvements du cœur, agit non directement sur cet organe, mais tout simplement sur le ferment
biliaire, comme un excitant toxique, et contribue ainsi à
hyperoxyder la bile, qui finit par passer à l'état de soude
caustique.

L'IODE et le BROME employés à faible dose, retardent la
fermentation alcoolique et l'arrètent complètement, à plus
forte dose. La levure iodée meurt sans qu'il soit possible
de la rappeler à la vie ! Le BROME s'oppose encore plus
énergiquement au processus globulaire !

Par conséquent, les BROMURES, les IODURES, employés en
médecine, sont des poisons !

On connaît les effets délétères que les vapeurs du BROME
et du CHLORE exercent sur l'économie animale, et l'on ne
s'explique pas, que d'inconscients hygiénistes aient recom-
mandé ces corps comme désinfectants, le remède étant pire
que le mal ! La levure cérébrique est en réalité excessivement sensible à l'action délétère du chlore et de ses dérivés.

L'URINE saturée de LEUCOCYTES, etc., agit comme ferment
et détermine la fermentation alcoolique d'un liquide sucré,
de vingt à quarante-huit heures après l'ensemencement.
Cependant, dès que le processus initial alcoolique (qui
marche bien au début), cesse de se produire après l'épuisement du sucre, il se forme du carbonate et de l'acétate
d'ammoniaque, presque sans transition, avec suppression de
la phase normale acétique ou acide faible et de la phase
lactique.

Ai-je besoin de rappeler ici, que le pus ou granulations
pyoïdes, possède également aussi la faculté de transformer
le sucre d'un liquide sucré en alcool et que la phase putride
suit également la phase initiale, sans passer par la phase acétique, lactique et butirique, qui, je le répète, dans les moûts,
constituent une dégénérescence, alors que pendant le processus
animal, ces phases caractérisent précisément l'ANIMALISATION
— des principes végétaux AZOTÉS, ingérés comme aliments,
ainsi que je l'ai examiné plus haut.

Les acides végétaux, tels que l'acide TARTRIQUE, CITRIQUE,
MALIQUE, etc., s'opposent au dédoublement du sucre en alcool.

C'est ainsi que, dans l'économie animale, les mêmes corps s'opposent, non seulement à la fermentation animale, mais encore à la saccharification des principes amylacés de la nutrition, par conséquent mêmes effets, causes identiques !

Il reste donc établi *scientifiquement* : que les mêmes substances employées en médecine, soit pour précipiter, soit pour ralentir les MOUVEMENTS DU CŒUR, agissent INDIRECTEMENT sur cet organe, en surexcitant ou en ralentissant la circulation, absolument comme cela se produit sur la circulation ascensionnelle des ferments dans les moûts, qui, je le répète, circulent sous l'influence des milliards de *protoplasmas* giratoires déversés dans ces liquides par les cellules alcooliques pendant leur reproduction.

C'est ainsi que les soi-disant *princes* de la science médicale moderne, imbus de la *théorie* de la force INITIALE ATTRIBUÉE AU CŒUR PAR HARWEY, les MAGENDIE, les CLAUDE BERNARD et leurs émules, employaient et préconisent encore — le *curare*, l'*upasantiar*, le poison des flèches employé au Gabon extrait de l'INÉE, la DIGITALE, et son extrait la DIGITALINE (dont se servit l'homéopathe Lapommeraye pour empoisonner Mᵐᵉ de Pauw), le *strophantus*, la *nicotine* (avec laquelle de Bocarmé empoisonna Gustave Fougnès), sous le prétexte *empirique* de RALENTIR ou d'ACTIVER, selon les circonstances, les mouvements cardiaques, sans se douter que, soit les alcaloïdes, soit les acides végétaux ou minéraux, administrés homéopathiquement, ne peuvent que contribuer à augmenter la virulence de notre ferment alcalin biliaire, ou celle de nos acides gastriques, dont la combinaison avec la bile ne peut que déterminer finalement aussi la dégénérescence visqueuse de notre ferment naturel, d'où résultent généralement la jaunisse et les accidents hépatiques, ainsi que je l'examinerai plus loin.

L'*acide arsénieux*, que le trop fameux Orfila déclarait devoir exister dans l'économie à l'état normal, qui fit condamner aussi Mᵐᵉ Lafarge en disant que l'arsenic trouvé chez Lafarge était anormal, ce qui impliquait l'ingérence et le crime, n'exerce aucune action directe sur les globules de la levure, mais ce poison, dont les praticiens modernes font un aussi grand abus (1), SANS AUCUNE RAISON, *perfore l'intestin* et plus particulièrement le *cæcum* lorsque, soit l'ARSÉNIATE DE SOUDE, soit l'ARSÉNIATE DE BISMUTH ou l'ARSÉNIATE DE STRICHNINE s'accumulent dans le côlon, avec les substances non assimilables putrides, qui en restent saturées ; l'arsenic s'opposant à la fermentation naturelle des fèces, d'où résulte l'inertie intestinale. Enfin tous les CYANURES tuent les cellules de la levure à très faible dose, en raison de leur grande solubilité dans l'eau. L'acide CYANHYDRIQUE, au moyen duquel un homéopathe de Paris tua récemment un tailleur, détruit rapidement les cellules de la levure, qui sont précipitées au fond du vase, sans qu'il soit possible de les rappeler à la vie.

Le lecteur profane se demandera peut-être ce qu'il est résulté de l'homicide perpétré par la brute susdite au moyen de ce toxique effrayant, qui réagit comme une décharge électrique sur la levure, aussi bien que sur l'animal et l'homme ? — MAIS — RIEN !

A quand donc la loi protectrice qui rendra chaque médecin homéopathe ou soi-disant tel.— responsable de ces assassinats légaux ? Réponse : Aux calendes grecques !

Tels sont les progrès réalisés en science médicale depuis ces dernières cinquante années et surtout depuis la théorie surprenante de la vie sans air de Pasteur, enseignée en *Sorbonne.*

Il reste donc démontré, je le répéterai à satiété, contrairement aux théories que je critique, que tout liquide fermentescible (moût de bière ou moûts de fruits), qui n'est pas suffisamment oxygéné et saturé d'organismes aériens (tels que la bonne nature nous les départit avec l'air que nous

---

(1) Parmi ces médecins inconscients, j'entends désigner surtout l'auteur de la *Médecine dosimétrique toxique*, le docteur Burgraeve et ses préparateurs, dont les adeptes administrent, au *petit bonheur*, la STRICHNINE, la BRUCINE, l'ACONITINE, la VÉRATRINE, la MORPHINE, la CODÉINE, la CICUTINE, le CHLORAL BORATÉ, l'ARSENIC, l'acide ARSÉNIEUX, l'acide PHÉNIQUE, les IODURES, les BROMURES, le MERCURE, l'ACIDE SALICYLIQUE, etc., etc., en un mot, tout l'arsenal des antiseptiques et des toxiques, que je condamne comme essentiellement homicides !

respirons, et notamment la levure de fond), passe à l'état hydrocarboné, avec production de spores en chaînettes, mélangées à des corps filamenteux, *bactéries*, *bacilles*, *vibrions*, etc. Phénomène qui se passe également au sein de notre économie.

C'est, du reste, ce qui se produit dans le foi biliaire, qui sécrète journellement de 15 à 1,800 grammes de ce liquide, jaunâtre à l'état normal (1), lequel passe en se carbonisant à l'état verdâtre faible, et finalement à l'état foncé noirâtre, lorsque ce liquide à base de soude, qui a tant d'affinité pour le gaz carbonique, reste pendant trop longtemps en contact avec le volume important de ce gaz, développé pendant le processus alcoolique reproducteur, dont le foie est le siège ! Ce liquide, sécrété constamment dans les conduits biliaires extra ou périlobulaires, qui donnent naissance aux canalicules intralobulaires des voies de sécrétion, peut donc être considéré comme notre levure alcoolique naturelle, avec d'autant plus de raison que sa composition — TRÈS AZOTÉE — sa couleur et son amertume, se rapprochent de la composition, de la couleur et du goût amer de la levure alcoolique des moûts de grains.

Mais comme l'examen de l'épithélium de ces canalicules sécréteurs biliaires montre, que les plus fins mesurent à peine 0^m003 de largeur en moyenne, alors que l'épithélium des capillaires sanguins et lymphathiques est au moins du double plus large et plus allongé, il est facile de comprendre que l'obstruction des susdits canalicules sécréteurs, soit par des corps gras, soit par des sels biliaires, détermine l'HYPERTROPHIE DU FOIE chez les animaux pléthoriques, qui consomment plus qu'ils n'expulsent — comme CHEZ LES OIES OU LES CANARDS — soumis à l'engrais FORCÉ, dont le foie acquiert un développement considérable ; maladie qu'il est impossible d'attribuer à l'action des MICROBES ou colpodes de la graine de foin, qui n'existaient que dans l'imagination de Pasteur, COMME CAUSE.

(1) La quantité de liquide biliaire sécrétée représente exactement la quantité de sucre que nous fabriquons journellement.

Car les maladies de la bière auxquelles il assimile la même cause puisent leur source : 1° dans la mauvaise qualité de la matière employée ; 2° dans les variations différentielles de la température ; 3° dans la production de l'acide lactique en excès, provenant de grains sursaturés d'eau ou d'une fermentation incomplète, etc., etc.

Ce que je viens d'exposer suffit donc pour faire préjuger des règles d'analyse qui doivent guider les recherches des causes identiques, amenant les modifications chimiques, en raison desquelles les liquides normaux des hommes et des animaux arrivent à la décomposition ou désagrégation ultime ! Car la chimie générale ne procède pas comme Pasteur procédait dans les ballons de son laboratoire ! C'est ainsi que si elle produit des corps nombreux et variés par de simples modifications chimiques, elle emploie les mêmes procédés simples et les mêmes agents, pour obtenir les plus étonnants résultats de simplification et de dissociation, ainsi que le fait observer BASSET.

De la fermentation putride.

Dans le chapitre précédent, nous avons vu que *l'urine* introduite dans un liquide sucré, détermine une fermentation alcoolique assez régulière, mais que le processus passe rapidement à la phase putride. C'est-à-dire à la décomposition ultime.

Il est donc encore une fois surprenant que Pasteur, dans les expériences faites en commun avec Claude Bernard, n'ait fait aucune différence entre la fermentation bilio-sanguine et acétique lymphatique, qui est une CRÉATION, et la fermentation remarquée sur l'urine, en dehors de l'économie, qui est une décomposition ! Pourquoi cela ?

Parce que la substance glycogène ou sucrée, constamment renouvelée dans le foie, entretient la fermentation alcoolique, RICHE EN SUCRE NATIF, dans cet organe de réparation, alors

que le peu de sucre que l'urine peut contenir est de la MAN-
NITE incapable de s'opposer à l'évolution putride visqueuse
qui se produit aussi bien sur les urines normales, au sein
desquelles il se forme un léger nuage, qui — pendant le
refroidissement — tombe au fond du vase, que sur les urines
anormales ammoniacales morbides, au sein desquelles il se
produit rapidement un grand nombre de *vibrions* qui la
rendent louche, soit à l'air libre, soit lorsque l'urine sta-
tionne dans la *vessie*, notamment chez des individus atteints
d'un catarrhe vésical. C'est ainsi que MM. Royer et Da-
vaine ont observé la présence de ces ferments dans de l'urine
putride d'un malade, retirée avec la sonde et examinée
aussitôt.

Il ne peut donc être discuté que nous ne portions en nous
les causes de notre destruction, résultant de l'action que les
degrés différentiels de la température exercent sur notre
économie ! Car, si je ne me trompe, le catarrhe en général,
n'est pas le fait de l'action bénigne ou terrible que les
ovules de COLPODES exerceraient, d'après Pasteur, sur notre
économie.

Mais à part cela, l'examen microscopique des déjections
de la nutrition solide démontre : que, en dehors des particules provenant de l'intestin grêle et des ganglions qui s'y
jettent, les matières pulpeuses, plus ou moins fermes,
expulsées à la suite des diverses modifications chimiques que
subit le bol alimentaire dans les principales divisions de
l'intestin grêle, contiennent encore, selon les individus,
des animaux et des végétaux venus de l'extérieur, même
lorsque nous sommes en bonne santé.

L'assertion de Pasteur, en raison de laquelle ce singulier
savant prétend que le corps des hommes et des animaux
serait inaccessible aux organismes aériens, lorsqu'ils sont en
bonne santé, est donc encore une fois démentie formelle-
ment, au moyen de l'observation et de l'analyse microscopique, si ce n'est par le simple bon sens !

Car nous ne pouvons ni respirer par la bouche et les fosses
nasales, ni nous alimenter, sans que des quantités d'organismes aériens s'introduisent en nous au travers de nos

ouvertures naturelles (en dépit des muselières inventées par des fanatiques), soit avec les aliments solides ou liquides *oxygénés*, c'est-à-dire saturés de ces mêmes organismes aériens, soit avec l'air respirable tel qu'il est. Pour se rendre un compte exact des milliards et des milliards de corpuscules visibles à l'œil nu, que l'air atmosphérique contient en tout temps et surtout dans les pays méridionaux, où il pleut rarement, il suffit d'examiner un rayon solaire introduit dans une chambre obscure. Mais ce que l'on observe n'est rien, comparativement à la quantité d'organismes invisibles que l'air contient, parmi lesquels organismes on remarque aussi des *grains* de *pollen*, etc., en un mot des corps vivants éminemment générateurs et reproducteurs.

Mais à part ces cellules de la fécondation des végétaux à distance, on remarque non seulement des DESMIDIACÉES, des diatomées, en un mot des *sporanges* et des spores d'algues microscopiques, mais encore des spores d'algues à *spermatozoïdes*, origine de la fécondation ou reproduction, dont les cellules polliniques dérivent évidemment.

Or, comme les plus petites de ces SPORES et plus particulièrement les SPORES, dites cryptogames parce que leur système reproducteur n'est pas appparent, comme celui des SPORES phanérogames, mesurent de 1 à 5 millièmes de millimètres, il est permis de se demander comment Pasteur a pu faire entendre aux corps savants du monde entier que l'air, tel qu'il est, puisse charrier des organismes nuisibles sans exception, alors qu'il n'en contient que relativement peu, même en temps d'épidémie ? C'est incompréhensible !

Il était pourtant si simple d'admettre : que les ferments nuisibles, que l'atmosphère charrie parfois en quantité variable avec les miasmes putrides qui les contiennent, ne sont réellement nuisibles lorsqu'ils pénètrent au sein de l'économie des hommes et des animaux, que lorsqu'ils trouvent le TERRAIN PRÉPARÉ. C'est ainsi que les moisissures englobées dans les fèces, SPORES ou MYCÉLIUMS peuvent devenir la cause de la DIARRHÉE, du CHOLÉRA, etc., etc., lorsque la stase intestinale se prend à fermenter après l'introduction d'un liquide ou d'un aliment solide contaminé ! Quant aux animaux microscopiques que les fèces peuvent contenir aussi, quel est l'homme, ayant atteint la cinquantaine, qui ne se souvienne avoir dans son enfance, expulsé soit des ASCARIDES LOMBRICOIDES, soit des OXYURES vermiculaires lorsque l'on *donnait encore aux enfants pour les vers?* Il n'en existe pas ! Cependant, quel est le bactériologiste qui pense à ces FADAISES de la médecine ancienne? Eh bien ! les seuls MICROBES de nature animale que l'on retrouve dans le sang des malades atteints d'albuminurie ou de chylurie, avec ou sans hématurie, sont précisément des HÉMATOZOAIRES ou *helminthes,* dont l'origine est à rechercher dans le foie biliaire, lorsque cet organe est envahi par des *distomes lancéolès — hépatiques —* qui ne sont autres que les parasites des grands ENTOZOAIRES, tels que le TRICHOCÉPHALUS dispar, le TAENIA SOLIUM ARMÉ, le BOTHRIOCÉPHALE LARGE, qui vivent dans le tube digestif et dont les ovules, diversement colorés, ovoïdes ou sphériques, expulsés avec les fèces et observés au microscopes, permettent de déterminer nettement l'existence, dans l'intestin grêle, de tel ou tel de ces grands ou petits parasites, lesquels absorbent les sucs chylifères réparateurs de l'individu attaqué par ces MICROBES OU FILAIRES et par leurs grands congénères, dont l'existence ne se manifeste pas toujours visiblement, par des fragments expulsés, surtout pendant la période de développement qui suit l'incubation. C'est ainsi que ces parasites des grands vers intestinaux, passent dans le foie, en raison de leur petitesse extrême, avec la portion du chyle qui les contient, pullulent dans cet organe au sein des conduits biliaires et finissent par être entraînés dans le sang, où leurs ovules se multiplient et produisent des larves, non sexuées, que l'on rencontre dans les dépôts sanguinolents des urines, ou dans le sang d'un individu attaqué de chylurie (maladie fréquente dans les pays chauds); tiré au moyen d'une piqûre du doigt.

Les œufs du DISTOME LANCÉOLÉ et du DISTOME HÉPATIQUE se rencontrent fréquemment aussi dans les fèces du mouton pléthorique, de là le sang de rate, dit du foie pourri;

remarqué chez ces animaux et sur les grands ruminants pléthoriques.

Ainsi les seuls *microbes* de nature animale dont il ait été possible d'établir — *scientifiquement* — l'existence chez l'homme en particulier et chez les animaux supérieurs en général, ainsi que dans les déjections des vertébrés inférieurs et chez les invertébrés, sont des HELMINTHES ou vers microscopiques, qu'il ne faut pas confondre avec les INFUSOIRES, ces animaux ne se rencontrant jamais, en effet, dans les eaux pourries, la majeure partie se plaît au contraire dans les eaux stagnantes, mais PURES, où ils vivent entre les herbes submergées et parmi les débris vaseux, dont ces herbes sont recouvertes. (Dujardin). Il existe quatre ordres d'infusoires parfaitement étudiés ! Quant aux *vibrioniens* ou *vibrions*, ce sont comme les *diatomées* que l'on avait classés parmi les animaux, des végétaux microscopiques, doués de mouvement, ainsi que je l'ai expliqué, d'après mes propres observations, et surtout d'après celles des grands savants, les adversaires scientifiques de Pasteur !

D'après Gruby et Delafond, les ruminants ont bien quatre espèces d'infusoires vivants, dans les deux premiers estomacs ; mais dans le troisième et le quatrième, ainsi que dans les matières excrémentielles, on ne trouve plus que les CARAPACES de ces animalcules. Le cheval a dans le cæcum et dans la partie dilatée du côlon, sept espèces d'*infusoires*. Il suffit, pour les voir, de faire une préparation du *mucus intestinal*, ou de délayer les parties pâteuses dans l'eau. (Ch. Robin.)

Mais ces microbes sont essentiellement aérobies, et par le fait incapables de prospérer, ni dans le foie, ni dans le sang des vertébrés et des invertébrés. Il en est de même pour les *anguillules* du vinaigre, qui sont également des HELMINTHES ou VERS microscopiques, dénommés aussi *nématoïdes*, que nous pouvons avaler journellement avec le vinaigre, sans que ces MICROBES se développent en nous et pénètrent DANS LE SANG, comme Pasteur le posait en principe. Entre l'intestin du LOMBRIC, par exemple, et la couche musculaire externe, vivent également de nombreux INFUsoires, qu'il est facile d'obtenir en recueillant sur une plaque de verre, le liquide incolore qui les contient, après avoir incisé un lombric, sans léser l'intestin. (Ch. Robin.)

Quant aux *infusoires* du genre amibe, que Pasteur et ses adeptes, notamment M. Duclaux (voir l'article sur la maladie inséré dans le numéro du 1er avril de la *Revue de Paris*), ont prétendu trouver dans le sang, ce sont tout simplement des leucocytes, que l'on peut voir gonfler dans la salive, ainsi que je l'ai fait remarquer, qui sont des ferments, et n'ont pas moins la faculté de se déformer par des expansions sarcodiques, après leur animalisation dans l'économie des hommes et des animaux, mouvements qui d'après Ch. Robin sont encore plus manifestes chez les invertébrés que chez les vertébrés supérieurs.

Quoiqu'il en soit, il est de la plus haute importance, au point de vue de la médecine naturelle élevée à la hauteur d'une science exacte, de poser en principe :

1° Que l'encombrement du diverticule et de l'appendice ileo-cæcal, et l'encombrement de l's iliaque ou siphon naturel, chargé de retarder, de régler la défécation à la suite de l'accumulation des fèces dans le côlon excréteur, résultant de *chauds et froids accumulés*, d'un *froid prolongé* entraînant la modification des mucus lubréfiants pyloriques et intestinaux, qui passent à l'état concret tenace, remarqué aussi sur les mucosités du nez et du larynx pendant un rhume, est bien la cause dérivée, de la cause atmosphérique primordiale de toutes nos maladies infectieuses et autres !

2° Que les sucs putrides plus ou moins virulents résultant du processus nauséabond, dont le diverticule surtout reste le siège constant et latent, reviennent dans l'économie en raison de la vie de nutrition dont le tube intestinal est doué, absolument comme un bouillon de viande introduit dans le rectum, contribue à nourrir un malade incapable d'absorber par les voies digestives naturelles !

Nous trouvons la preuve de ce phénomène naturel d'infection et d'altération dans les *nodosités* sèches ou scybades qui se forment au sein de cet appendice, corps durs que des praticiens, peu expérimentés, confondent facilement avec des tumeurs.

Enfin n'est-il pas prouvé que parmi ces nodosités peuvent se trouver mêlés des noyaux de fruits ou d'autres corps durs avalés par inadvertance, dont la présence, ainsi que celle des scybades, détermine soit une TYPHLITE, soit une PÉRITYPHLITE, soit une PÉRITONITE, alors que la stase iléo-cæcale en obstruant la valvule ou barrière des apothicaires, entraîne une APPENDICITE, maladies presque toujours mortelles !

Je ne parlerai ici qu'incidemment des ILÉUS et des VOLVULUS ou invaginations de l'intestin grêle, qui puisent leur origine à la même source : Une CONSTIPATION OPINIATRE, s'opposant à l'expulsion des tissus animaux et végétaux ingérés comme aliments, dont les sucs constituent le chyle, et dont les substances non solubles, encombrent parfois le tube digestif, incapable d'expulser la totalité des résidus.

C'est également de la stase des matières fécales, dans les circonvolutions de l'intestin, que résulte l'allongement progressif de cet organe, et la paresse, en raison de laquelle la défécation, chez certains individus, ne se produit qu'à de longs intervalles, d'où résulte alors une dyspepsie de longue durée avec vomissements fluides, dont le sédiment est composé de *leucocytes salivaires* passés, soit à l'état de *leptothrix*, de *micrococcus* ou LEVURES.

Un fait très important, qu'il est bon de noter, c'est que chez un individu dont le diverticule forme *boudin*, la défécation peut se produire même assez régulièrement, car cette stase ne s'oppose pas absolument à la péristaltique, surtout si l'S iliaque, suffisamment lubrifié, continue à fonctionner avec régularité.

Enfin, lorsque la GLANDE COCCYGIENNE, découverte par Luschka (entre le sphincter et le releveur), cesse de fournir à l'expulsion ultime du coagulum rectal, la substance lubrifiante qu'elle sécrète, en temps normal, en quantité suffisante, le coagulum s'accumule sous l'influence de la pression gazeuse naturelle interne, qui détermine la péristaltique et forme un BOUCHON de FÈCES COMPRIMÉES, très bien qualifié par Raspail, car ce BOUCHON sphérique acquiert parfois un diamètre relativement considérable.

Il est donc encore une autre fois démontré, que nous portons en nous-mêmes les causes de notre destruction dans le marécage intestinal, autrement putride que le processus putride qui se passe à la surface des prairies marécageuses, où Pasteur cherche l'origine des kystes DE COLPODES qui formeraient des poussières et s'attacheraient aux brins d'herbes composant le *foin que le faucheur emporterait chez lui,* etc., etc., pitoyable légende que ce savant développe à la page 39 de son livre sur *Les maladies de la bière,* qui ne mérite pas la moindre attention, car elle prête à rire dans son inénarrable absurdité !

C'est ainsi que de ce marécage putride intestinal, la MALADIE peut éclater, FOUDROYANTE, TERRIBLE ! Surtout dans les pays chauds, où la diarrhée sévit habituellement, lorsque les FERMENTS PUTRIDES du CHOLÉRA, du TYPHUS, du VOMITO NÉGRO, se répandent dans l'atmosphère avec les vapeurs nauséabondes ou miasmes pestilentiels qui les contiennent, et attaquent plus particulièrement les indigènes, dont l'appendice iléo-cæcal et le diverticule sont encombrés, chez lesquels les SPORES ou moisissures contaminées trouvent donc le terrain préparé.

C'est alors aussi que les 15 à 1,800 grammes de liquide biliaire que l'homme sécrète journellement (lesquels représentent exactement la quantité de substance glycogène ou sucre qui se développe dans notre ganglion hépatique), incapables de se transformer en chyle glycogène assimilable (parce que cette quantité revient plusieurs fois dans l'économie et se carbonise au contact du gaz carbonique qui se développe pendant le processus alcoolique), incapables aussi d'expulser les résidus de la nutrition par la valvule iléo-cæcale, qui résiste, en raison de la pression interne dont le côlon est le siège et forme contre-pression, la bile, dis-je, force le pylore, refoule les mucosités pyloriques et les portions du bol alimentaire, non complètement réduites, dans l'estomac, lequel les rejette à son tour, à mesure que les poussées gazeuses se produisent, jusqu'à ce que le liquide biliaire — *hydrocarboné* — pénètre lui-même dans l'estomac, qui le rejette en vomissements noirâtres. Ce phénomène est facilement compréhensible pour celui qui est familiarisé avec les phénomènes qui caractérisent toutes les fermentations — alcooliques — effervescentes, gazeuses.

Cette péristaltique en sens inverse, ou réflexe si l'on veut, caractérise du reste l'APPENDICITE résultant d'une constipation invincible, aussi bien que la TYPHLITE, la PÉRITYPHLITE, la PÉRITONITE, un VOLVULUS, un ILÉUS, etc., maladies fréquentes, depuis qu'on prodigue les poisons acres, les antiferments, les vins échauffants, astringents, etc., qui dessèchent la langue et finalement la muqueuse intestinale. Chez les sanguins, ce sont des *congestions cérébrales*, l'*hémiplégie*, la *paraplégie*, les troubles *cardiaques*, la *goutte*, les *rhumatismes*, la formation de *calculs calcaires* ou *siliceux* dans la *vésicule biliaire*, dans le *rein* (lithiase ou néphrite), *dans la vessie* lorsque la MUCOSINE peroxydée passe à l'état gluant, tenace, et devient incapable d'entraîner les sels qui se développent constamment en nous ; phénomène superacide qui caractérise aussi les sécrétions nasales et celles du larynx pendant les rhumes de cerveau, ainsi nommés avec raison. Car notre appareil d'innervation immergé dans le liquide céphalo-rachidien est (comme je l'ai fait remarquer) alimenté par la fermentation constante et latente de ce liquide, comme cela se prouve, du reste, en ensemençant un liquide sucré d'une notable partie de notre levure naturelle — CÉRÉBRALE — qui détermine donc, en dehors de l'économie, une fermentation alcoolique très régulière, avec développement de gaz et de chaleur, laquelle se produit à plus forte raison au sein de notre boîte crânienne, qui risquerait d'éclater si la glande pituitaire et la tige correspondante ne remplissaient à notre égard le rôle de soupape de sûreté ! C'est ainsi que les résidus non utilisables ou déjà utilisés, suintent constamment au travers de la tige pituitaire, sous l'influence de ladite pression cervicale ou cérébrale interne, et alimentent les muqueuses nasales, de phlegmes plus ou moins épais, qui, je le répète, dans le

rhume de cerveau, se suroxydent après un refroidissement
ayant entraîné le ralentissement partiel du processus
cérébral, au cours duquel les cinq couches organisées,
superposées et séparées entre elles, se constituent au moyen
des parties amorphes qui les divisent, ainsi que je l'ai déjà
fait observer plusieurs fois.

La composition chimique de cet organe nous démontre,
en effet, qu'il est le siège constant et latent d'une *fermentation,* pendant laquelle il se développe comme nous l'avons
vu ; de l'acide cérébrique et oléophosphorique, dans la proportion de 667 parties de carbone, de 106 d'hydrogène, de
195 d'oxygène, de 23 d'azote et de 9 de phosphore, sur 1000
parties, ainsi qu'une petite quantité d'OLÉINE, de MARGARINE
et de STÉARINE, dont les particules composent aussi la base
des sécrétions du conduit auditif, appelées CÉRUMEN, qui, en
stationnant dans ce conduit, provoquent la surdité, progres-
sivement ou brusquement, lorsque la fluidité normale de
cette substance grasse, amère, saturée de particules minérales, passe à l'état concret et forme — BOUCHON !

Il en est de même pour les sécrétions expulsées au travers
de la glande lacrymale, à laquelle le liquide céphalo-rachidien est chargé de fournir le liquide SALIN contenu dans le
sac lacrymal, les LARMES, dont les dépôts calcaires entraî-
nent parfois l'oblitération d'un point des voies d'élimination,
chez les personnes larmoyantes ; dans ce cas, une partie des
larmes sort par les fosses nasales, communiquant avec la
cavité lacrymale. Il est par conséquent de la plus haute importance, de maintenir les sécrétions du nez, des oreilles,
des yeux, dont les paupières sont constamment humectées
aussi, d'un liquide alternativement salé ou acide faible, ainsi
que les glandes, qui, elles, sont chargées d'alimenter la
cornée que les paupières maintiennent dans un état de pro-
preté constant, au moyen du clignement de ces organes, qui
se fait physiquement, mécaniquement, aussitôt que la cornée
s'encombre de particules étrangères venant, soit de l'intérieur, soit de l'extérieur.

La modification chimique des substances grasses (OLÉINE,
MARGARINE ou STÉARINE) que la fermentation cérébrale

fournit aux organes auditif, visuel et olfactif, provenant de la suroxydation ou hyperoxydation de l'acide cérébrique, que la substance cérébrale contient dans les proportions susindiquées, peut donc entraîner, soit les troubles visuels, soit la dureté de l'ouïe, lorsque les mucosités filantes respectives s'épaississent et déterminent, par exemple, l'inflammation du sac lacrymal où s'accumule du MUCO-PUS, d'où résulte la tumeur dite lacrymale, laquelle peut se transformer en fistule, difficile à guérir, parce qu'on ignore la *cause* de cette maladie, qui est purement chimique, et ne peut être attribuée qu'à l'arrêt partiel ou total des sécrétions nasales, EXCESSIVEMENT IMPORTANTES A ENTRETENIR.

Dans ce cas, les mucosités expulsées au travers de la tige pituitaire et des muqueuses splanchniques, retombent en partie sur les muscles de la base de la langue, s'infiltrent dans le larynx, et obstruent les bronches, alors qu'une partie est éliminée en crachats, plus ou moins tenaces, pendant les RHUMES, les BRONCHITES, etc.

C'est ainsi que les mucus lubrifiants, sécrétés au travers de la muqueuse intestinale, après un refroidissement général et l'arrêt de la circulation lymphatique périphérique ou fermentation acétique, qui est la conséquence immédiate de l'action exercée par le froid sur ce liquide important, finissent par acquérir une ténacité telle, qu'elles s'enlèvent sous forme de COUCHES MEMBRANEUSES, ayant presque la CONSISTANCE de la MUQUEUSE ELLE-MÊME. (Ch. Robin. — *Mucus concrets*).

C'est ainsi qu'après avoir cultivé des ferments aériens sur des substances organiques de nature animale, je me suis inoculé le croup par simple aspiration des spores de couleur blanche éclatante, qui se détachaient du substratum où prospéraient leurs efflorescences : ce qui m'a permis de constater, que les fausses membranes tissées, que j'expectorais, étaient composées de mucus sanguinolents, en train de se constituer en tissus, sous l'influence des SPORES CARNASSIÈRES que je cultivais !

La modification des mucus lubrifiants intestinaux susdits, explique donc les cas de constipation opiniâtre (qui caractérisent surtout les phtisiques) alternant avec la diarrhée, ces humeurs naturellement filantes formant obstacle à la péristaltique, au fur et à mesure que leur tenacité augmente

Dans le cas ou les *mucus* séjournent dans l'organe qui les sécrète, ils renferment, soit des gouttes hyalines, jaunâtres ou rosées, soit des particules calcaires, des *leucocytes* et parfois des *bactéries* ou *leptothrix*, c'est-à-dire des FERMENTS ! Les CRACHATS plus ou moins JAUNATRES OU VERDATRES, contiennent les mêmes corps filamenteux, mêlés à des détritus alimentaires venant des interstices dentaires qui ne sont donc pas des animaux ou MICROBES RONGEURS, dès l'instant qu'on les rencontre chez l'homme et chez le chien — en bonne santé !

Chez les phtisiques avancés, les *leptothrix* (bacilles ou bactéries des bactériologistes) sont mêlés à des *hématies* venant du poumon, et sont mélangés à des fibres élastiques, dans les expectorations fréquentes, mais seulement en cas de caverne.

Dans les cas de VAGINITE, lorsque les mucus sont — ACIDES — ils peuvent contenir des TRICHOMONAS VAGINITE, mélangés à des leucocytes pyoïdes englobés ! On le voit, rien, absolument rien, ne justifie l'action unique que les *pneumocoques*, les *bacilles* de *Koch*, ceux d'*Eberth*, etc., rempliraient à l'égard de la phtisie pulmonaire, au cours de laquelle certaines de nos granulations préexistantes passent à l'état de *toxines*, sous l'influence de nos liquides hyperoxydés au sein desquels — ces *microphytes* — passent à l'état filamenteux qui caractérise les *mycodermes acéti* (1), lesquels reviennent du reste à l'état de *mycodermes vini* dès qu'ils sont transportés dans une quantité de vin contenant ENCORE DU SUCRE ; phénomène qui se passe donc également

---

(1) De même que dans le vinaigre il est impossible de se rendre compte quel est celui des corps ou *micodermes* qui contribue le plus à acétifier le liquide, de même il est impossible de découvrir si tel ou tel BACILLE est plus particulièrement le ferment de la tuberculose. C'est esthéliquer sur des têtes d'épingle, la cause primordiale de la phtisie étant purement atmosphérique ou physico-chimique.

au sein de notre économie, lorsque nos liquides normaux passent, de la phase acétique ou acide faible, à la phase bioxydée ou peroxydée virulente — TOXIQUE — des acides concentrés, capables de brûler, de détruire les tissus, comme l'acide sulfurique, chlorhydrique, etc. hydratés ou l'alcali faible dont la soude biliaire est la base, les détruisent.

De la tuberculose.

Il reste donc établi : que la morphologie des FERMENTS et leur passage à l'état filamenteux dit — *mycélien* — est spécial à l'état représenté par les fragments des tubes microscopiques, cloisonnés ou non, que les ferments aériens sans distinction d'espèce, y compris la levure, FILENT, lorsque par un temps calme l'air les dépose sur un substratum plus ou moins fluide, composé de substances organiques animales ou végétales, abandonnées à elles-mêmes, dont les spores et les tubes (ou bactéries) passés à l'état de moisissures se *nourrissent*. De sorte que la substance microscopique semi-fluide, que ces champignons tubulaires ou sphériques contiennent, acquiert les mêmes propriétés virulentes qui caractérise les matières qu'ils actionnent. Cela ne se discute pas ! Lesdites SPORES, au fur et à mesure qu'elles MURISSENT et se détachent de leur système végétatif, contiennent donc ainsi la substance — ISOMÈRE — des matières stercorales par exemple en voie de décomposition ultime sur lesquelles les *champignons* microscopiques et leurs filaments naissent et peuvent déterminer une maladie infectieuse plus ou moins virulente, lorsque leurs fructules sont aspirés par un individu PRÉDISPOSÉ, dont le sang contient de la bile hyperoxydée, virulente, en substance, ISOMÈRE, liquide de nos fèces !!

C'est donc aussi sous l'action virulente du sang biliaire ayant acquis la virulence des *alcalis faibles*, que résultent les lésions parenchymateuses ou altérations glandulaires qui, examinées au microscope, consistent en une réplétion des tubes glandulaires par une substance AMORPHE TENACE (1) dans l'examen d'une coupe de poumons emphysémateux, à un degré peu avancé, où l'on remarque : que les mailles du réseau sont agrandies, parce que la plupart des espaces intercapillaires ont augmenté de surface. Cette HYPERHÉMIE, qui ne peut être attribuée qu'à la résistance opposée en certains point des lobules bronchiques, par des MUCOSITÉS TENACES, dont le liquide bilio-sanguin ne parvient plus à se débarrasser, lorsque l'albumine, que le liquide lymphatique fournit au liquide ou plasma sanguin, acquiert cette ténacité morbide, détermine donc les accès de toux, chaque fois qu'un afflux de sang hyperoxydé, ne parvient pas à se débarrasser complètement de son surcroît de gaz carbonique, de vapeur d'eau et de mucus concrets, lorsqu'il passe à la surface pulmonaire, si richement organisée. De là résulte alors la difficulté qu'éprouvent les phtisiques, à ramener en arrière, pendant l'aspiration, les valvules pulmonaires en raison de ce surcroît de la pression interne, qui à l'état normal dépasse de 1 cinquième environ, la pression atmosphérique externe, de l'air ambiant.

La susdite substance siège donc à une place dans les poumons ou existait, à l'état normal, un épithélium, et forme un cylindre plein où auparavant l'épithélium formait une gaine, avec un conduit central ; le tout avec ou sans altération de la paroi propre et de la trame ambiante épaissie, indurée, aboutissant à l'induration générale du tissu, sans déformation, ni changement d'aspect extérieur de l'organe, induration suivie ou non de ramollissement, avec ou sans épanchement sanguin.

A cette phase peu avancée, succède alors la complication granuleuse, jaunâtre, dite PHYMATOIDE, soit de la trame, soit du tissu, propre à la tumeur, lorsqu'elle se manifeste à l'œil nu, à laquelle succède la phase CANCÉREUSE, GANGRÉNEUSE, HÉTÉROMORPHE, d'où résultent les cavernes

_____

(1) Ch. Robin.

pulmonaires. (Ch. Robin). Pour ce qui concerne les CHAM-PIGNONS de BENNETT ou les MUCOR de LINNÉ, qui se rencontrent effectivement dans les cavernes pulmonaires cancéreuses, ce sont des spores aériennes aspirées passées à l'état de moisissures, parce qu'elles n'actionnent plus que des tissus — *non alimentés* — privés de vie, à la surface desquels ces spores entretiennent une suppuration, fermentation ou respiration factice, qui se manifeste également entre les LÈVRES d'une blessure, que rien n'isole des poussières, lesquelles, dans ce cas, deviennent nuisibles, parce que les corps vivants qu'elles contiennent s'opposent à la cicatrisation de la lésion ; processus de réparation qui se produit chez un individu dont le sang n'est pas vicié au moyen de la fermentation normale interne, EN PEU DE TEMPS, lorsque, après avoir lavé la plaie, on l'isole hermétiquement de l'air, en y appliquant tout simplement de la baudruche gommée.

C'est ainsi que l'emploi d'antiseptiques, comme l'acide phénique $C^{12} H^6 O^2 = C^{12} H^4 (H^2 O^2)$ (que Pasteur préconise dans son livre sur *Les maladies de la bière*) appliqué sur les lésions de l'épiderme ne peut que s'opposer à la cicatrisation qui, je le répète, se fait au moyen de la fermentation naturelle interne, cet acide, neutre au papier tournesol qui se combine néanmoins avec les bases, étant un antiferment énergique qui parchemine les tissus, s'oppose à la réparation, et détermine — la GANGRÈNE. — Les chirurgiens — SENSÉS — persuadés que nous portons en nous-mêmes les causes de notre destruction, ne procèdent plus actuellement du reste à aucune opération, sans débarrasser au préalable le PATIENT, des matières putrides, plus ou moins nauséabondes, qui se produisent journellement à la suite de la nutrition solide et liquide, fait naturel que les bactériologistes ont complètement perdu de vue, et dont la stase au sein des replis du côlon, constitue donc bien aussi le marécage intestinal putride que Pasteur allait chercher aussi loin. Les chirurgiens méritent donc ce beau titre d'*initiateurs de l'humanité* qu'on a si gratuitement prodigué à Pasteur ! Car, toutes les opérations pratiquées dans ces conditions donnent les plus merveilleux résultats ; sans

aucune complication, GANGRÈNE OU TRAUMATISME! C'est
ainsi que l'altération du liquide biliaire passé de l'état jaunâtre (qui caractérise aussi la levure saine) à l'état verdâtre,
et finalement d'un vert foncé, noirâtre, détermine, soit l'état
granuleux particulier des cellules du foie dans L'HÉPATITE
et la PNEUMONIE BILIAIRE (maladie qui n'est donc pas spéciale
à la phtisie pulmonaire), soit L'HYPERTROPHIE qui caractérise aussi les maladies pulmonaires, soit l'état gras
VISQUEUX DU FOIE, soit le ramollissement rapide aigu —
dans L'ICTÈRE GRAVE, soit les cas de CIRRHOSE, qui se mani-
festent par une hypergénèse du tissu LAMINEUX des CLOISONS,
avec atrophie des cellules des ACINI-GLYCOGÈNES, soit l'atrophie des réseaux de la VEINE PORTE entraînant l'état GRENU
JAUNATRE et VERDATRE GRAISSEUX des CELLULES PLUS
PETITES, soit enfin L'ATROPHIE et la COMPRESSION simul-
tanées de l'organe biliaire, et la réplétion de SES CONDUITS
SOUS L'INFLUENCE de la MATIÈRE BILIAIRE COLORANTE PASSÉE
AU MÊME état CONCRET (1), que les phlegmes ou mucosités
secrétées directement par le liquide lymphatique acquièrent
aussi sous l'influence des variations différentielles de la température ambiante, et particulièrement dans nos contrées,
sous l'influence du froid. De même que dans les pays
chauds, ces dits phlegmes s'épaississent, parce que la chaleur
ambiante deshydrate, parfois à l'excès, le liquide périphérique lymphatique des tempéraments bilieux acclimatés,
en raison de l'action absorbante excessive, que la chaleur
exerce sur l'épiderme dilaté outre mesure, dont souffrent les
lymphatiques surtout, c'est-à-dire beaucoup d'européens.
Les insolations n'ont pas une autre origine.

Or, comme nous savons que ledit liquide est chargé de
modérer la fermentation sanguine alcoolique initiale, qui
EST EFFERVESCENTE aussi BIEN au SEIN DE NOTRE RÉSEAU
splénohépatique ou il se produit journellement de 15 à
1,800 grammes de sucre biliaire, qu'au sein de tous les
liquides sucrés, lorsqu'ils fermentent à une température
élevée, c'est-à-dire à 37° centigrades, on peut se rendre un

---

(1) Ch. Robin.

compte exact, pourquoi l'état fébrile est spécial aux habitants des pays chauds, dès l'instant que la lymphe vaporisée est incapable de fournir au sang la quantité normale d'eau, d'oxygène dissous, de fer électromagnétique, etc., que ce liquide fournit en temps normal aux habitants des pays tempérés, dont l'atmosphère vaporeuse, fluide, qui se dégage de leur corps et les entoure d'un atmosphère factice, reste à peu de chose près constamment égale.

C'est aussi en raison de ce fluide vaporeux, que la température du sang d'un Lapon, qui laisse échapper moins de vapeurs d'eau qu'un nègre du Congo par exemple, est constamment égale à 37° centigrades, qui est aussi le degré normal du sang des habitants des pays tempérés. Or, en présence de ces altérations de la santé des hommes et des animaux, dont la cause primordiale est purement climatérique, atmosphérique, on se demande ce que la chimiatrie moderne telle que l'administration du *sulfate de quinine* par exemple qui est un antiseptique, de même que l'introduction dans l'économie de *poisons* ou *d'antiseptiques*, peut bien offrir de garanties contre la MALADIE. Car encore une fois l'introduction de ces substances, ne peut que paralyser la marche rationnelle de la fermentation splénohépatique, qui se développe dans le foie biliaire, constamment alimenté de *chyle saccharifiable*, CHEZ LES HERBIVORES, d'origine purement végétale, dont les tissus ingérés fournissent également du sucre à l'économie des omnivores, quoique en quantité utilisable moindre que le sucre cristallisable natif, que les herbivores tirent directement du cambium saccharin des plantes herbacées et notamment des racines sucrées, carottes, betteraves, dont se nourrissent nos animaux soumis à l'engrais, au point de vue de l'alimentation publique, d'où résulte la quantité équivalente d'alcool faible, aussitôt absorbée par le liquide lymphatique, sans la présence de laquelle aucune oxydation n'est possible.

CONCLUSIONS

C'est donc en étudiant chimiquement les multiples évolutions qui se passent au sein de notre économie liquide, dont l'eau douce constitue la base, dans une proportion tellement considérable, qu'après une incinération il reste à peine un résidu de quelques kilogrammes de matières solides, minérales, irréductibles par le feu ou combustion, que j'ai pensé : que si parmi les principes nombreux que l'on rencontre dans les corps vivants, ceux-ci doivent la constitution de leurs tissus (qui n'est qu'un assemblage de cellules creuses) au principe immédiat le plus important de la vie — constituant la cinquième partie de l'air respirable — que, seuls entre tous les êtres vivants, les ferments aériens ont la faculté UNIQUE de décomposer en présence du sucre — *c'est-à-dire l'oxygène de l'air* respirable (qu'il ne faut pas confondre avec l'oxygène que nos chimistes mettent en bouteilles), il ne peut exister qu'un moyen de rétablir la santé : Celui de faciliter l'échange constant de ce gaz vital contre ses dérivés immédiats, l'acide carbonique et l'azote de l'air respirable, ainsi que l'hydrogène de l'eau, utilisés, chaque fois que ces principes immédiats (que l'on rencontre avec le plus de stabilité dans nos compositions essentielles) ne sont pas éliminés régulièrement : soit avec l'*urine*, soit au moyen des *sécrétions pectorales, nasales, épidermiques,* soit avec les FÈCES, notre organisme étant par le fait soumis aux lois de l'*absorption*, de l'*assimilation* et de l'*élimination* régulières, non seulement de ces principes essentiels si nécessaires à la constitution de nos composés oxygénés, mais encore à celle des matières minérales, tels que le SOUFRE, le PHOSPHORE, le FER, la POTASSE, la SILICE, la MAGNÉSIE, la SOUDE, etc., constituant la base de nos multiples tissus, constamment réduits par nos acides faibles, d'une façon normale, dont les particules calcaires siliceuses, etc., les épithéliums, etc., détruits, non éliminés, encombreraient nos tissus vasculaires et nos organes excréteurs, ainsi que je l'ai fait remarquer précédemment, sursaturation d'où résulte finalement — la MALADIE !

Les ANCIENS — DIAFOIRUS OU PURGON — peu importe, avaient donc absolument et *scientifiquement* raison lorsqu'ils prescrivaient des infusions, des tisanes de plantes balsamiques, dont les huiles, les essences, les particules *minérales, terreuses*, constituaient un ensemble de principes alcalins, non toxiques, qui ne pouvaient que contribuer à régénérer le liquide biliaire alcalin d'un malade, d'un convalescent, au même titre que le thé LÉGER réconforte les RUSSES. les ANGLAIS, les CHINOIS, en un mot, les peuples qui font usage du THÉ depuis des siècles, et, qui s'en trouvent bien !

Car, soit le thé, soit les *inoffensives infusions*, agissent non seulement comme nutriments chez un malade incapable — de MANGER, — mais l'eau saturée de ces mêmes substances alcaloïdes dissoutes, réconfortantes, agit tantôt comme acide faible ou dissolvant et tantôt comme base, en cédant soit son oxygène, soit son hydrogène à l'économie. C'est ainsi que les tisanes et les infusions complètement abandonnées pour le lait — QUI NE NOURRIT PAS ET CONSTIPE — contribuent à dissoudre les URATES ALCALINS et *terreux*, les dépôts d'ACIDE URIQUE, de PHOSPHATE DE CHAUX TRIBASIQUE (dont on trouve des vestiges dans l'ostéomalacie en plus grande quantité que dans les urines normales), de phosphate AMMONIACO-MAGNÉSIEN, etc., etc., sels dont les particules microscopiques se rencontrent en quantité dans les urines morbides de tous les fiévreux. lorsque l'urination se rétablit, avantages sérieux que le LAIT ne possède évidemment pas !

Car dès que cet aliment — *indigeste* — est introduit dans l'estomac d'un malade, d'un convalescent, voire même d'un individu en bon état de santé, — ce liquide, actionné par les sucs gastriques, est décomposé en petit lait, lequel se sépare du caséum sous l'influence des *leucocytes salivaires* et sous celle des *leucocytes* que le lait lui-même contient, corps qui ne sont autres que la DIASTASE, tandis que le CASÉUM se solidifie sous l'influence des acides gastriques ; de sorte que l'individu qui boit du lait en quantité, digère du fromage et maigrit rapidement, ainsi que j'ai pu le constater sur tous les malades soumis au régime lacté, sans aucune exception. Le lait ne constitue donc pas du tout, cet aliment complet qu'on s'obstinait jadis à trouver dans le sang, dont on gorgeait les malades dans les abattoirs !

D'autre part, quels effets curatifs les homéopathes peuvent-ils se vanter de tirer des *poisons âcres, narcotiques* ou *narcotico-âcres,* comme les ELLÉBORES, les EUPHORBES, l'ACONIT, les RENONCULES, qui ne peuvent que déterminer une douleur aiguë dans les entrailles, suivie d'une inflammation, alors que l'OPIUM, la MORPHINE, dont on fait un si coupable usage, le LAURIER ROSE, la JUSQUIAME, les cyanures, frappent de stupeur ?!

Quant à la symptomatologie des remèdes, ou soi-disant tels, à la BELLADONE ou au DATURA, qui, avec les champignons vénéneux font partie du troisième groupe, ne démontre-t-elle donc pas, que ces poisons, qui sont et restent des poisons comme les antiseptiques sont, et restent des antiferments, agissent à la fois comme stupéfiants et comme toxiques alcalins — ACRES — simultanément sur l'innervation, sur le foie, sur la rate et sur le cœur ! De là les *névrosés,* les *cardiaques,* les *aliénés,* les *chlorotiques,* les *phtisiques* INCURABLES, dont le nombre croissant encombre les hôpitaux !

Enfin, quelles ressources, la SÉROTHÉRAPIE, la VACCINATION, la REVACCINATION, offriront ces MÉTHODES EMPIRIQUES aux yeux des — MÉDECINS — dignes de ce nom, lorsqu'ils se seront rendu compte des véritables évolutions — PHYSICO-CHIMIQUES — qui se passent au sein de notre économie si éminemment fermentescible, dont jusqu'à ce jour on ne s'était fait encore qu'une idée confuse ! car s'il n'existe pas de — *microbe* — spécial à chaque maladie, le PHAGOCITE mangeur de *microbes* est un MYTHE incapable de guérir tous les maux !

Il serait donc grand temps d'en revenir à la MÉDECINE NATURELLE élevée à la hauteur d'une science exacte, basée sur la fermentation constante et latente de nos blastèmes, dont nos ferments amorphes, le liquide biliaire et le liquide lymphatique (au sein duquel baignent nos éléments anatomiques), continuellement ensemencés de ferments aériens, sont les deux principaux facteurs au cours de leurs multiples combinaisons, pendant lesquelles, je le répète, le principe *minéral biliaire* se combine avec les principes *acides* que la lymphe fournit à l'économie, d'où résulte la neutralisation partielle de ces deux principes basiques DE LA VIE, et la formation de sels, avec dégagement de chaleur, de gaz et de vapeur d'eau, dont l'élimination constante et régulière constitue la SANTÉ !

Quel est le BACTÉRIOLOGISTE, L'ANTISEPTISTE, L'HOMÉOPATHE qui oserait me réfuter ? Qu'il parle ! Je me charge de le réduire au silence !

J'affirme par contre, que toutes les maladies sont — FACILEMENT GUÉRISSABLES — au moyen de spécifiques non toxiques, dont j'ai obtenu des résultats étonnants, que j'ai offert de faire connaître à nos gouvernants, — EN VAIN !

Je terminerai donc en rappelant ici ce que M. le docteur BOUCHARDAT disait en pleine Académie de médecine : « LA SCIENCE MÉDICALE N'EST PAS FAITE, ELLE EST POUR AINSI DIRE TOUTE A ÉDIFIER ! » Vérité qu'il s'agissait de démontrer, en reconstruisant l'édifice physiologique de la base au faîte, au moyen de la fermentation animale scientifiquement définie.

Ch. DÜRR,

Docteur ès sciences naturelles,

Avenue des Ternes, 100, à Paris.

Je tiens à la disposition de MM. les Membres du corps médical qui m'en feront la demande le catalogue détaillé des différents spécifiques que j'ai vainement offert de faire connaître à nos gouvernants, l'Académie de médecine étant strictement fermée à toute communication contraire aux théories régnantes.

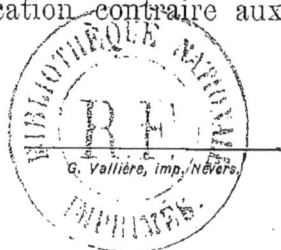